U0307993

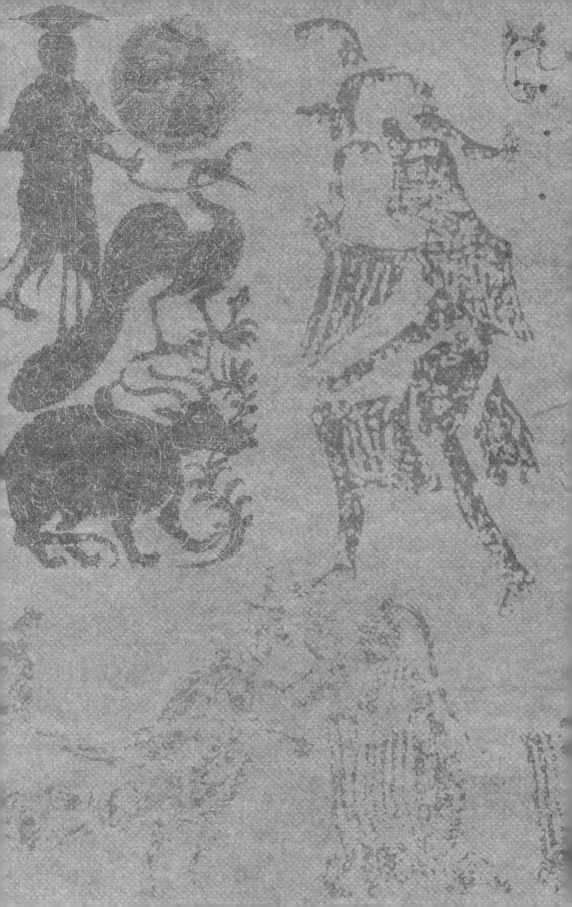

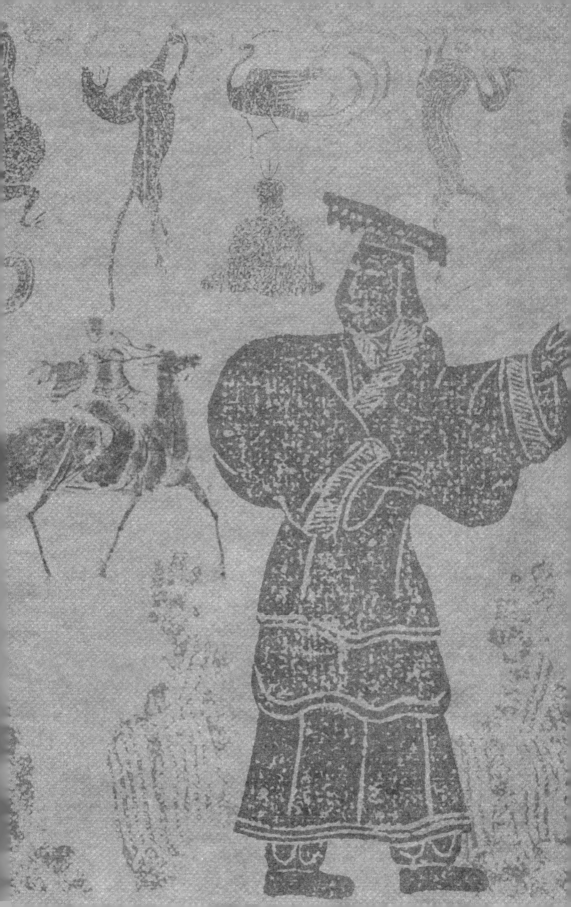

中国古医籍整理丛书

冰壑老人医案

明·金九渊　著

明·吴天泰　等　辑

苏同生　张香妮　校注

中国中医药出版社

·北　京·

图书在版编目（CIP）数据

冰壑老人医案/（明）金九渊著；（明）吴天泰等辑；苏同生，张香妮校注.—北京：中国中医药出版社，2015.12
（中国古医籍整理丛书）
ISBN 978 - 7 - 5132 - 2953 - 1

Ⅰ.①冰…　Ⅱ.①金…　②吴…　③苏…　④张…　Ⅲ.①医案－汇编－中国－明代　Ⅳ.①R249.48

中国版本图书馆 CIP 数据核字（2015）第 283495 号

中国中医药出版社出版
北京市朝阳区北三环东路 28 号易亨大厦 16 层
邮政编码　100013
传真　010 64405750
保定市中画美凯印刷有限公司印刷
各地新华书店经销
*
开本 710×1000　1/16　印张 4.25　字数 18 千字
2015 年 12 月第 1 版　2015 年 12 月第 1 次印刷
书　号　ISBN 978 - 7 - 5132 - 2953 - 1
*
定价　15.00 元
网址　www.cptcm.com

社长热线　010 64405720
购书热线　010 64065415　010 64065413
微信服务号　zgzyycbs
书店网址　csln.net/qksd/
官方微博　http://e.weibo.com/cptcm
淘宝天猫网址　http://zgzyycbs.tmall.com

国家中医药管理局
中医药古籍保护与利用能力建设项目
组织工作委员会

主 任 委 员 王国强

副 主 任 委 员 王志勇　李大宁

执 行 主 任 委 员 曹洪欣　苏钢强　王国辰　欧阳兵

执行副主任委员 李　昱　武　东　李秀明　张成博

委　　　　员

各省市项目组分管领导和主要专家

（山东省）武继彪　欧阳兵　张成博　贾青顺

（江苏省）吴勉华　周仲瑛　段金廒　胡　烈

（上海市）张怀琼　季　光　严世芸　段逸山

（福建省）阮诗玮　陈立典　李灿东　纪立金

（浙江省）徐伟伟　范永升　柴可群　盛增秀

（陕西省）黄立勋　呼　燕　魏少阳　苏荣彪

（河南省）夏祖昌　刘文第　韩新峰　许敬生

（辽宁省）杨关林　康廷国　石　岩　李德新

（四川省）杨殿兴　梁繁荣　余曙光　张　毅

各项目组负责人

王振国（山东省）　　王旭东（江苏省）　　张如青（上海市）

李灿东（福建省）　　陈勇毅（浙江省）　　焦振廉（陕西省）

蔡永敏（河南省）　　鞠宝兆（辽宁省）　　和中浚（四川省）

项目专家组

顾　问　马继兴　张灿玾　李经纬

组　长　余瀛鳌

成　员　李致忠　钱超尘　段逸山　严世芸　鲁兆麟
　　　　郑金生　林端宜　欧阳兵　高文柱　柳长华
　　　　王振国　王旭东　崔　蒙　严季澜　黄龙祥
　　　　陈勇毅　张志清

项目办公室（组织工作委员会办公室）

主　任　王振国　王思成

副主任　王振宇　刘群峰　陈榕虎　杨振宁　朱毓梅
　　　　刘更生　华中健

成　员　陈丽娜　邱　岳　王　庆　王　鹏　王春燕
　　　　郭瑞华　宋咏梅　周　扬　范　磊　张永泰
　　　　罗海鹰　王　爽　王　捷　贺晓路　熊智波

秘　书　张丰聪

前　言

中医药古籍是传承中华优秀文化的重要载体，也是中医学传承数千年的知识宝库，凝聚着中华民族特有的精神价值、思维方法、生命理论和医疗经验，不仅对于传承中医学术具有重要的历史价值，更是现代中医药科技创新和学术进步的源头和根基。保护和利用好中医药古籍，是弘扬中国优秀传统文化、传承中医学术的必由之路，事关中医药事业发展全局。

1949 年以来，在政府的大力支持和推动下，开展了系统的中医药古籍整理研究。1958 年，国务院科学规划委员会古籍整理出版规划小组在北京成立，负责指导全国的古籍整理出版工作。1982 年，国务院古籍整理出版规划小组召开全国古籍整理出版规划会议，制定了《古籍整理出版规划（1982—1990）》，卫生部先后下达了两批 200 余种中医古籍整理任务，掀起了中医古籍整理研究的新高潮，对中医文化与学术的弘扬、传承和发展，发挥了极其重要的作用，产生了不可估量的深远影响。

2007 年《国务院办公厅关于进一步加强古籍保护工作的意见》明确提出进一步加强古籍整理、出版和研究利用，以及

"保护为主、抢救第一、合理利用、加强管理"的方针。2009年《国务院关于扶持和促进中医药事业发展的若干意见》指出，要"开展中医药古籍普查登记，建立综合信息数据库和珍贵古籍名录，加强整理、出版、研究和利用"。《中医药创新发展规划纲要（2006—2020）》强调继承与创新并重，推动中医药传承与创新发展。

2003～2010年，国家财政多次立项支持中国中医科学院开展针对性中医药古籍抢救保护工作，在中国中医科学院图书馆设立全国唯一的行业古籍保护中心，影印抢救濒危珍本、孤本中医古籍1640余种；整理发布《中国中医古籍总目》；遴选351种孤本收入《中医古籍孤本大全》影印出版；开展了海外中医古籍目录调研和孤本回归工作，收集了11个国家和2个地区137个图书馆的240余种书目，基本摸清流失海外的中医古籍现状，确定国内失传的中医药古籍共有220种，复制出版海外所藏中医药古籍133种。2010年，国家财政部、国家中医药管理局设立"中医药古籍保护与利用能力建设项目"，资助整理400余种中医药古籍，并着眼于加强中医药古籍保护和研究机构建设，培养中医古籍整理研究的后备人才，全面提高中医药古籍保护与利用能力。

在此，国家中医药管理局成立了中医药古籍保护和利用专家组和项目办公室，专家组负责项目指导、咨询、质量把关，项目办公室负责实施过程的统筹协调。专家组成员对古籍整理研究具有丰富的经验，有的专家从事古籍整理研究长达70余年，深知中医药古籍整理研究的重要性、艰巨性与复杂性，履行职责认真务实。专家组从书目确定、版本选择、点校、注释等各方面，为项目实施提供了强有力的专业指导。老一辈专家的学术水平和智慧，是项目成功的重要保证。项目承担单位山东中医药大学、南京中医药大学、上海中医药大学、福建中医药大学、浙江省中医药研究院、陕西省中医药研究院、河南省中医药研究院、辽宁中医药大学、成都中医药大学及所在省市中医药管理部门精心组织，充分发挥区域间互补协作的优势，并得到承担项目出版工作的中国中医药出版社大力配合，全面推进中医药古籍保护与利用网络体系的构建和人才队伍建设，使一批有志于中医学术传承与古籍整理工作的人才凝聚在一起，研究队伍日益壮大，研究水平不断提高。

本着"抢救、保护、发掘、利用"的理念，该项目重点选择近60年未曾出版的重要古医籍，综合考虑所选古籍的保护价值、学术价值和实用价值。400余种中医药古籍涵盖了医经、基础理论、诊法、伤寒金匮、温病、本草、方书、内科、外科、女科、儿科、伤科、眼科、咽喉口齿、针灸推拿、养生、医案医话医论、医史、临证综合等门类，跨越唐、宋、金元、明以迄清末。全部古籍均按照项目办公室组织完成的行业标准《中医古籍整理规范》及《中医药古籍整理细则》进行整理校注，绝大多数中医药古籍是第一次校注出版，一批孤本、稿本、抄本更是首次整理面世。对一些重要学术问题的研究成果，则集中收录于各书的"校注说明"或"校注后记"中。

"既出书又出人"是本项目追求的目标。近年来，中医药古籍整理工作形势严峻，老一辈逐渐退出，新一代普遍存在整理研究古籍的经验不足、专业思想不坚定等问题，使中医古籍整理面临人才流失严重、青黄不接的局面。通过本项目实施，搭建平台，完善机制，培养队伍，提升能力，经过近5年的建设，锻炼了一批优秀人才，老中青三代齐聚一堂，有效地稳定了研究队伍，为中医药古籍整理工作的开展和中医文化与学术的传承提供必备的知识和人才储备。

本项目的实施与《中国古医籍整理丛书》的出版，对于加强中医药古籍文献研究队伍建设、建立古籍研究平台，提高古籍整理水平均具有积极的推动作用，对弘扬我国优秀传统文化，推进中医药继承创新，进一步发挥中医药服务民众的养生保健与防病治病作用将产生深远影响。

第九届、第十届全国人大常委会副委员长许嘉璐先生，国家卫生计生委副主任、国家中医药管理局局长、中华中医药学会会长王国强先生，我国著名医史文献专家、中国中医科学院马继兴先生在百忙之中为丛书作序，我们深表敬意和感谢。

由于参与校注整理工作的人员较多，水平不一，诸多方面尚未臻完善，希望专家、读者不吝赐教。

国家中医药管理局中医药古籍保护与利用能力建设项目办公室

二〇一四年十二月

许 序

"中医"之名立，迄今不逾百年，所以冠以"中"字者，以别于"洋"与"西"也。慎思之，明辨之，斯名之出，无奈耳，或亦时人不甘泯没而特标其犹在之举也。

前此，祖传医术（今世方称为"学"）绵延数千载，救民无数；华夏屡遭时疫，皆仰之以度困厄。中华民族之未如印第安遭染殖民者所携疾病而族灭者，中医之功也。

医兴则国兴，国强则医强。百年运衰，岂但国土肢解，五千年文明亦不得全，非遭泯灭，即蒙冤扭曲。西方医学以其捷便速效，始则为传教之利器，继则以"科学"之冕畅行于中华。中医虽为内外所夹击，斥之为蒙昧，为伪医，然四亿同胞衣食不保，得获西医之益者甚寡，中医犹为人民之所赖。虽然，中国医学日益陵替，乃不可免，势使之然也。呜呼！覆巢之下安有完卵？

嗣后，国家新生，中医旋即得以重振，与西医并举，探寻结合之路。今也，中华诸多文化，自民俗、礼仪、工艺、戏曲、历史、文学，以至伦理、信仰，皆渐复起，中国医学之兴乃属必然。

迄今中医犹为国家医疗系统之辅，城市尤甚。何哉？盖一则西医赖声、光、电技术而于20世纪发展极速，中医则难见其进。二则国人惊羡西医之"立竿见影"，遂以为其事事胜于中医。然西医已自觉将入绝境：其若干医法正负效应相若，甚或负远逾于正；研究医理者，渐知人乃一整体，心、身非如中世纪所认定为二对立物，且人体亦非宇宙之中心，仅为其一小单位，与宇宙万象万物息息相关。认识至此，其已向中国医学之理念"靠拢"矣，虽彼未必知中国医学何如也。唯其不知中国医理何如，纯由其实践而有所悟，益以证中国之认识人体不为伪，亦不为玄虚。然国人知此趋向者，几人？

国医欲再现宋明清高峰，成国中主流医学，则一须继承，一须创新。继承则必深研原典，激清汰浊，复吸纳西医及我藏、蒙、维、回、苗、彝诸民族医术之精华；创新之道，在于今之科技，既用其器，亦参照其道，反思己之医理，审问之，笃行之，深化之，普及之，于普及中认知人体及环境古今之异，以建成当代国医理论。欲达于斯境，或需百年欤？予恐西医既已醒悟，若加力吸收中医精粹，促中医西医深度结合，形成21世纪之新医学，届时"制高点"将在何方？国人于此转折之机，能不忧虑而奋力乎？

予所谓深研之原典，非指一二习见之书、千古权威之作；就医界整体言之，所传所承自应为医籍之全部。盖后世名医所著，乃其秉诸前人所述，总结终生行医用药经验所得，自当已成今世、后世之要籍。

盛世修典，信然。盖典籍得修，方可言传言承。虽前此50余载已启医籍整理、出版之役，惜旋即中辍。阅20载再兴整理、出版之潮，世所罕见之要籍千余部陆续问世，洋洋大观。

今复有"中医药古籍保护与利用能力建设"之工程，集九省市专家，历经五载，董理出版自唐迄清医籍，都400余种，凡中医之基础医理、伤寒、温病及各科诊治、医案医话、推拿本草，俱涵盖之。

噫！璐既知此，能不胜其悦乎？汇集刻印医籍，自古有之，然孰与今世之盛且精也！自今而后，中国医家及患者，得览斯典，当于前人益敬而畏之矣。中华民族之屡经灾难而益蕃，乃至未来之永续，端赖之也，自今以往岂可不后出转精乎？典籍既蜂出矣，余则有望于来者。

谨序。

第九届、十届全国人大常委会副委员长

许嘉璐

二〇一四年冬

王 序

中医学是中华民族在长期生产生活实践中，在与疾病作斗争中逐步形成并不断丰富发展的医学科学，是中国古代科学的瑰宝，为中华民族的繁衍昌盛作出了巨大贡献，对世界文明进步产生了积极影响。时至今日，中医学作为我国医学的特色和重要医药卫生资源，与西医学相互补充、相互促进、协调发展，共同担负着维护和促进人民健康的任务，已成为我国医药卫生事业的重要特征和显著优势。

中医药古籍在存世的中华古籍中占有相当重要的比重，不仅是中医学术传承数千年最为重要的知识载体，也是中医为中华民族繁衍昌盛发挥重要作用的历史见证。中医药典籍不仅承载着中医的学术经验，而且蕴含着中华民族优秀的思想文化，凝聚着中华民族的聪明智慧，是祖先留给我们的宝贵物质财富和精神财富。加强对中医药古籍的保护与利用，既是中医学发展的需要，也是传承中华文化的迫切要求，更是历史赋予我们的责任。

2010 年，国家中医药管理局启动了中医药古籍保护与利用能力建设项目。这既是传承中医药的重要工程，也是弘扬优秀民族文化的重要举措，不仅能够全面推进中医药的有效继承和创新发展，为维护人民健康做出贡献，也能够彰显中华民族的璀璨文化，为实现中华民族伟大复兴的中国梦作出贡献。

相信这项工作一定能造福当今，嘉惠后世，福泽绵长。

国家卫生与计划生育委员会副主任

国家中医药管理局局长

中华中医药学会会长

王国强

二〇一四年十二月

马 序

　　新中国成立以来，党和国家高度重视中医药事业发展，重视古籍的保护、整理和研究工作。自1958年始，国务院先后成立了三届古籍整理出版规划小组，分别由齐燕铭、李一氓、匡亚明担任组长，主持制订了《整理和出版古籍十年规划（1962—1972）》《古籍整理出版规划（1982—1990）》《中国古籍整理出版十年规划和"八五"计划（1991—2000）》等，而第三次规划中医药古籍整理即纳入其中。1982年9月，卫生部下发《1982—1990年中医古籍整理出版规划》，1983年1月，中医古籍整理出版办公室正式成立，保证了中医古籍整理出版规划的实施。2002年2月，《国家古籍整理出版"十五"（2001—2005）重点规划》经新闻出版署和全国古籍整理出版规划领导小组批准，颁布实施。其后，又陆续制定了国家古籍整理出版"十一五"和"十二五"重点规划。国家财政多次立项支持中国中医科学院开展针对性中医药古籍抢救保护工作，文化部在中国中医科学院图书馆专门设立全国唯一的行业古籍保护中心，国家先后投入中医药古籍保护专项经费超过3000万元，影印抢救濒危珍、善、孤本中医古籍 1640 余种，开展了海外中医古籍目录调研和孤本回归工作。2010 年，国家财政部、国家中医药管理局安排国家公共卫生专项资金，设立了"中医药古籍保护与利用能力建设项目"，这是继 1982～1986 年第一批、第二批重要中医药古籍整理之后的又一次大规模古籍整理工程，重点整理新中国成立后未曾出版的重要古籍，目标是形成并普及规范的通行本、传世本。

为保证项目的顺利实施，项目组特别成立了专家组，承担咨询和技术指导，以及古籍出版之前的审定工作。专家组中的许多成员虽逾古稀之年，但老骥伏枥，孜孜不倦，不仅对项目进行宏观指导和质量把关，更重要的是通过古籍整理，以老带新，言传身教，培养一批中医药古籍整理研究的后备人才，促进了中医药古籍保护和研究机构建设，全面提升了我国中医药古籍保护与利用能力。

作为项目组顾问之一，我深感中医药古籍保护、抢救与整理工作的重要性和紧迫性，也深知传承中医药古籍整理经验任重而道远。令人欣慰的是，在项目实施过程中，我看到了老中青三代的紧密衔接，看到了大家的坚持和努力，看到了年轻一代的成长。相信中医药古籍整理工作的将来会越来越好，中医药学的发展会越来越好。

欣喜之余，以是为序。

中国中医科学院研究员

马继兴

二〇一四年十二月

校注说明

《冰蘖老人医案》为明代吴天泰、朱茂晖、薛行等辑录金九渊医案而成。金九渊（？—1641），字长鸣，号少游，晚年又自号冰蘖老人，浙江嘉兴人，精于医术，名著当时。该书于明崇祯十四年（1641）成书刊行，全书载金九渊医案七十余则，文献与临床价值都很高。

本次出版以中华医学会上海分会图书馆所藏明崇祯十四年（1641）刻本为底本，因该本为孤本，故根据该本进行校勘。

1. 采用现代标点方法，对原书进行标点。

2. 原书中繁体字改为规范简化字。

3. 原书中一般笔画之误，如"己""已"不分等，予以径改，不出校。

4. 原书中异体字、俗写字或古今字，以规范简化字律齐，不出注。

5. 原书中通假字，保留原字，于首见处出注说明。

6. 原书中的讹字，据本校、他校资料或文义改。

7. 原书中语词疑难者，予以简注。

8. 原书中所涉人名、地名、书名等属习见者不注，较为生僻者简注。

9. 原书底本中引前代文献，简注说明，引用与原文有出入者，用"语本"。

10. 底本中药名、方名、穴名及专业术语属生僻者，简注说明。

11. 底本中典故，注明出处，生僻者酌注其意。

12. 注释除个别特殊者外，一般不予考证，不出书证。

13. 原书本无目录，本次出版根据医案内容编排目录，并置于正文前。

14. 原书中文前三篇"序"，依次名为"吴序""金序""姚序"以别之。

吴序

吾邑金少游先生，年八十，神明如少壮时，慷慨雄论，无问朝家①典章、郡县故实②、人物高下、艺事好丑，人人虚往实归③，而刀圭④神效，活人不可胜数。诸通家⑤后学，拟刻其十之一以行，时先生尚晏然⑥无恙也。十月十一日，忽无疾逝，余客还哭之。会刻已竣，冢孙⑦骅孙属⑧余雠校⑨，且委之序，曰：此先王父⑩意也。则小子天泰何敢辞？序曰：

古籍自《尚书》《春秋》及《二十一史》⑪《通鉴纲目》⑫，

① 朝家：国家。

② 故实：典故。

③ 虚往实归：无所知而往，有所得而归。语本《庄子·德·充符》。

④ 刀圭：旧时量药具，借指医术。

⑤ 通家：世交，也指姻亲。

⑥ 晏然：安然。

⑦ 冢孙：嫡长孙。

⑧ 属：同"嘱"，嘱托。宋代陆游《北窗试笔》诗："属儿善藏之，勿使俗子见。"

⑨ 雠（chóu 仇）校：校订。

⑩ 王父：祖父。

⑪ 《二十一史》：明代称《史记》《汉书》《后汉书》《三国志》《晋书》《宋书》《南齐书》《梁书》《陈书》《魏书》《北齐书》《周书》《隋书》《南史》《北史》《新唐书》《新五代史》《宋史》《辽史》《金史》《元史》为"二十一史"。

⑫ 《通鉴纲目》：史书名，宋代朱熹据《资治通鉴》等简编而成，五十九卷。

皆案也。世界①当大，蛊坏辄有，持世②大医王③起而药之，留遗成案，仅数十则，后之人或守古方，或神明厥意，因病发剂，新新不穷，要于救弊度厄、出九死一生则一而已。若世本无事，妄庸肆扰，由于读古不精，故证候俱眯④，惟医亦然。《灵枢》《素问》，古圣所创，比于六经⑤，至汉司马子长作史，著为《仓公列传》，以越人春秋良医，不可别序，引为传首，征验梆比，斯医案权舆⑥，而陵迟⑦衰微，则迩⑧且绝响。善夫！子长氏之言，曰使圣人预知微，能使良医得早从事，则疾可已，身可活也。哀今之病者，何不幸而不获遇也。少游先生负异才深识，思以经术⑨经世，不得志而精于医。治国去之，乱国就之，虽不沾沾小道，而神圣工巧⑩，时时出其绪余，以全活指授。是以哲胤闻孙⑪，咸于制义⑫诗古文外，妙得圣谛⑬。佗⑭慕学者，即不克尽聆其论义，要于成案，略具引伸类长，可以意求。淳于意固云表籍所诊，期决死生，观所失所得者合脉法。然孝

---

① 世界：佛教用语，称时间为"世"，空间为"界"，指人类生活的时空范围。

② 持世：佛教语，犹言"救世"。

③ 大医王：佛教对佛与菩萨之称。

④ 眯：当作"眯"，不明。

⑤ 六经：儒家对《诗》《书》《礼》《乐》《周易》《春秋》之称。

⑥ 权舆：起始。曹丕《登城赋》："孟春之月，惟岁权舆，和风初畅。"

⑦ 陵迟：逐渐衰微。

⑧ 迩：近，指近世。

⑨ 经术：经学，即儒家学说。

⑩ 神圣工巧：指高超的医术。《难经·六十一难》："望而知之谓之神，闻而知之谓之圣，问而知之谓之工，切而知之谓之巧。"

⑪ 哲胤闻孙：有品行与声誉的子孙。胤，子嗣。闻：声誉。

⑫ 制义：又作"制艺"，即八股文。

⑬ 圣谛：佛教用语，神圣的真理，此指（医学）圣人的精髓。

⑭ 佗：同"他"。

文皇帝①诏问时，自谓年三十九，少喜医药，医药方试之多不验，更受师同郡元里公乘阳庆，然后精良，犹未若先生之匠心理解，历耄耋②而益神也。异时有良史者出，取而缀之本传，即太仓长绝技，吾知其不多让矣。先生姓金氏，讳九渊，别字长鸣，又自号冰壑老人，别有集行于世。是岁为崇祯辛巳③蜡日④

檇李⑤吴天泰谨序

---

① 孝文皇帝：即汉文帝。
② 耄耋（màodié 冒迭）：八九十岁。耄，八十岁。耋，九十岁。
③ 崇祯辛巳：明崇祯十四年，即 1641 年。
④ 蜡日：也作"腊日"，即农历十二月初八日，古时于此日举行岁终大祭。
⑤ 檇（zuì 最）李：地名，在今浙江嘉兴一带。

金序

嗟乎！困良骏于短道，徐奔诎①矣；羁威凤②于卑垤③，德辉黯矣。大贤而无繇④表竖，即抑其才，以振⑤人之命，岂其志哉？若吾少游先生者，年跻上寿⑥，德绝天区⑦，良云卓矣。惜其怀天假之才，挟批捣之具，不获畀⑧大权，振绝业，无以展先生奇，仅以鸿术极济一方，益无以自展，余其奈先生何？然先生之不获畀大权，振绝业，则余有欣慰之私焉。以干将⑨之威神，沉匮箧⑩中，遇风雨而悲鸣，数试之，其锋或折。先生忠贞天产，径挺⑪无前，令其据要专制，不膏斧锧⑫，或毙锋燧，宁肯周圜⑬于世以白首哉？方其为诸生⑭时，即以学较⑮公

---

① 诎（qū 屈）：缩短。
② 威凤：凤凰。旧说凤有威仪，因称。
③ 垤（dié 叠）：小土堆。
④ 繇：通"由"。《说文通训定声·孚部》："繇，段借为'由'。"
⑤ 振：通"震"，震撼。
⑥ 上寿：最高的年寿。《庄子·盗跖》："人上寿百岁，中寿八十，下寿六十。"
⑦ 天区：谓上下四方。
⑧ 畀：赋予。
⑨ 干将：古剑名，春秋时吴国干将所铸。
⑩ 箧（qiè 切）：小箱子，此指剑匣。
⑪ 径挺：直貌。
⑫ 锧（zhì 制）：古时腰斩刑具的垫座。
⑬ 周圜：周旋。
⑭ 诸生：明清时经考试进入府、州、县学的生员，俗称"秀才"。
⑮ 学较：学校。较，同"校"。

愤，振义于时，一时之人景然从之，咸方①之东汉诸君子②云。后去诸生，遂精禁方书，听声写形，即能期决死生，以故群乡之人望先生也，急于司命③，汉之仲景、魏之华佗、唐之思邈，未知谁匹？至胜国④东垣、河间诸人，益无以处先生矣。呜呼！以先生之学，于法乎何憾？乃时略法以裁于识。以先生之才，足以竟先生之学，更或抑才以绳于法。故能揆⑤阴阳，审虚实，以察病之所在尔。夫垂毙之人，先生立起之者，奚啻⑥万数，而先生不之功。今谧生⑦诸子，仅以观记之所即者，识⑧其十一，乌足以尽先生哉？虽然，昔淳于意为人审诊多奇验，而司马子长之传之也，止三十余则，乃淳于氏之精良千载如觏。今先生之医案具在，使千载下闻先生之名者神悚⑨，读其书而神智开益，则诸子之功先生也，先生之功万世也，宏矣哉。

通家眷侄金丽兼⑩顿首拜书于开益堂中

---

① 方：比拟。
② 东汉诸君子：指东汉桓帝、灵帝时反对宦官专权的世族及士大夫。
③ 司命：古时称掌人死生的神。
④ 胜国：犹言"前朝"。
⑤ 揆：测度。
⑥ 何啻：何止。
⑦ 谧生：即吴天泰，为本书编集者之一。
⑧ 识：同"志"，记。
⑨ 神悚：敬而畏之。
⑩ 金丽兼：字双南，号补轩居士，又号歇狂居士，浙江嘉兴秀水人，明万历四十四年进士。

姚序

　　司马子长曰：扁鹊以其伎见殃，仓公乃匿迹自隐而当刑，故老子曰美好者不祥之器，岂谓扁鹊等耶？若仓公者，可谓近之矣①。其意谓仓公匿迹自隐，类知道者，观其行游诸侯，不以家为家，或不为人治病，而扁鹊随俗为变，殆有好名之意焉，故不免也。要之，此两君则皆天资超绝人矣。夫人负其天资，羞称儒术，或发愤婴②祸难，既不得志，宁逃于方伎，以终其身，无意而名成焉。若吾乡长鸣金先生，盖近古所未有也。先生医案，吴子辈列而叙之，以为先生所以决嫌微，定死生，足以上比古人者有如此。深以为此不足以尽先生也，深闻先生年二十为诸生，誉重乡党间，性喜侠鄙儒，每慷慨论天下事，群乡人窃笑之，先生不顾也。不妄交，读书必获独解。既一再试不遇，胸多不堪，尝独坐叹曰：焉能碌碌③逐牛马走④乎。会郡倅⑤以细事屈辱诸生，诸生群而哗，几致大乱，人情遑遑，辍市者数日。变定，监司⑥诘所为倡乱者，诸生皆惊。先生曰：众则勇，寡则怯，何愚也？惧罪而思避，贾祸于人以求免，大不义也。慨然谓吏曰：诘倡乱者，秀水⑦丈夫金某尔，何多求为？吏乃以其名闻监司。当众哗时先生实未尝与也。既就狱，

---

① 扁鹊以其伎见殃……可谓近之矣：语本《史记·扁鹊仓公列传》。
② 婴：遭遇。
③ 碌碌：原作"录录"，据文义改。
④ 牛马走：像牛马一样辛苦劳瘁，指通过科举做官。
⑤ 郡倅：当地官府的佐官。
⑥ 监司：有监察州县之权的地方官，如按察使等。
⑦ 秀水：地名，属今浙江嘉兴。

诸生咸敬惮其义，酒食相饷狱门之外，衣冠①之士日百人。御史以其事上之天子，天子哀而释之，时年三十有三矣。方先生之陷狱也，沈夫人昼夜啼不食，亲戚忧先生者虑其忧毁。及出狱，则伟然带益幅矣，家人咸惊，其度量诚有以异于人哉。先生既匿迹于医，历今五十年，活人不可胜数，意不欲以医传，故未尝行游天下以邀虚誉，医案何足以尽先生也。深祖父与先生比屋而居，情好弥笃。先生文孙②龙友，今代名流，与深为文章交，其所以称先生者又如此，故述而序之。先生殆儒而侠者哉。昔司马子长才高气奇，乐谈游侠之事，深心契之。传先生者应自有在，又何敢以扁鹊仓公用相比方乎？先生殆儒而侠者哉。

后学姚深敬题

---

① 衣冠：古代士以上戴冠。
② 文孙：对他人之孙的美称。典出《尚书·立政》。

目 录

先生揆阴阳以决嫌疑，不待切脉望色而听声写形，即知病之所在，以故所诊期决生死，多奇验。至其权度①精要，随时为变，更能发书所未发，不出千里，濒危而使之起者万数，不可具悉而述也，即先生亦颇忘之，不能尽忆。时于燕闲之顷偶道一二，并得之知交者，识如下。

项都督兰斋，暑月策马至徐州，患热病留逆旅②，雇船南行，身热不食。抵苏③，就钱上池疗之，不解。舟次平望，自投于水，舟人泅水撩起。抵家，一医以为伤食，一医以为外感。同视者四辈，先生脉之，数而虚，按之少神，三医以羌活汤加枳实、厚朴、姜辛散泄气诸剂。先生曰：不然。伤暑脉虚，心数而芤，服前辛热泄气药必剧。奈众议益坚不可破，服更余，狂躁谵言，躁且走跃。乙夜④，其尊怡瓶公偕倩⑤徐大与踵门⑥跽请⑦。先生至，询其仆曰：自徐而南，必无小便？仆曰：未尝溺也。先生投辰砂六一散一两，汲井水灌之。未已，更进，便下如注，即安寝。徐投冷粥饮、清暑益气汤，十日愈。越一年，金

---

① 权度（duó夺）：权衡。
② 逆旅：旅店。
③ 苏：苏州。
④ 乙夜：二更时分，夜间九时至十一时。
⑤ 倩（qìng庆）：女婿。
⑥ 踵（zhǒng肿）门：接连登门。
⑦ 跽（jì记）请：长跪恭请。跽，双膝跪地，上身挺直。

陵①吴斗南甥寓市曹②庙，症略似项，而诸俗工亦用发散增剧，先生先与粥而药之。

石四封，馆语溪③吕氏，先经震泽④。斜过，风涛大作，惊恐。抵家，有房劳，即赴馆，数日热大发。语溪诸医以伤寒治，困疲昏瞀⑤，不识人。扶至家，郑声，循衣摸床，脉浮无根。先生曰：此神出舍，故魄遂虚烦。投以五味子一钱，人参一两，红花五分酒制，枣仁三钱，服之即酣睡。更余苏，曰：十二日以前不知所谓，何药得疗？其仲⑥楚湘具述前事，云：不延金至，兄逝久矣。

石楚湘内人陶，怀妊三月患疟，发则先战，床席震撼。石苦善堕胎，每三月必坠，适其期矣。医某以大剂参术投之，战甚。邀先生抵乡，至，三鼓⑦矣。脉之，大而长，滑且弦。先生曰：此阳明实热，大喘大汗，焉用补为？投以石膏一两，佐以黄芩、知母、竹叶，汗喘立已，越明日，疟遂止。其翁少塘粗识药，问曰：夜服者益元散耶？先生曰石膏，乃吐舌作错愕状。先生曰：石膏胎安，

① 金陵：今南京。
② 市曹：商业集中处。
③ 语溪：浙江桐乡市崇福镇的古称。
④ 震泽：镇名，今属江苏苏州。
⑤ 昏瞀：昏冈。
⑥ 仲：弟。
⑦ 三鼓：三更。

滑石胎堕，大径庭也。石乃首肯。

后数载，其宗弟①泥丸首春②患三阴症，俗工见其目赤，投黄连汤二剂。至三日邀先生，先生曰：此戴阳症。三阳亡尽，孤阳丙火③戴上，直视发指，鸡鸣④死。至期果验。

屠庚妾，时长夏⑤，夜半腹痛，大吐泻。一医以冒暑治，投以盐水丝瓜汁，濒危。傍晚延先生脉之，已脱，手足寒将过节。先生用当归四逆汤，但附子太熟，黄昏脉之，脉仍不至。先生曰：子亥乃阴阳之交，四肢不温，脉不至，危矣。复进生附子七钱，足温脉起，痛渐已而苏。后一年，葛伯明内人症类屠，而庸医某进黄连香薷饮，冷饮二服。邀先生，先生曰：人清脉脱，桂、附无能疗，日高春⑥必毙。果然。后此如钱太寰岳、曹棠溪子，皆暑月三阴症，而俗工以寒药杀之，悲夫！

屠贵长病，目瞪，几直视矣，不能言，汗出如蒸，脉

---

① 宗弟：按古时宗法制度，庶子称比自己年幼的嫡子为"宗弟"。
② 首春：春季的第一个月。
③ 丙火：阳火。
④ 鸡鸣：即丑时，凌晨一时至三时。
⑤ 长夏：农历六月。
⑥ 日高春：日偏影斜时。

浮无根。其季父敏澜急邀先生，先生曰：属在世好①，无他言，但信之专方治。至时巳刻矣，先生曰：脉浮者阴尽，阴血乃阳气所生，且流汗无伦。投以黄芪一两，参一两，门冬五钱，五味子三钱，熟附子一钱。或曰：用附何以？先生曰：热尽寒起，势所必至。此药连投三大剂，且频进独参汤，至申目渐瞑。先生曰：可生矣。瞑逾时能言，问曰：先生何时来？答曰巳刻，乃听然②笑。

　　沈初平内人，屠庚绌妹也。初滑六胎，至某年妊三月腹痛，延先生。夜半血至，胎动，脉如丝不可寻，手足渐冷，愈痛脉愈脱，汤药入口即呕。初投参、附、霍香③，兼行血药，入咽即出，一昼夜皆尔，复增喘急，先生亦蹙额，苦其药不可入也。加诃子、干漆，药受十之一，渐进至勺许，胎方堕，而胎衣不堕，惊怖，几于蚁动如牛斗矣。先生沉吟久之，进抱龙丸如皂角许者十五丸，胎衣堕，惊定，方进大补气血之剂，时两昼一夜已，先生亦不解带，不安寝。后以大造丸加味疗之，遂得实④，育数胎，而先生未尝居其功也。抱龙丸催生，非先生莫解，学者识⑤之。

---

　　① 世好：世交。
　　② 听（yǐn 引）然：笑貌。《史记·司马相如列传》："无是公听然而笑。"《史记集解》裴骃引郭璞曰："听，笑貌也。"
　　③ 霍香：藿香。
　　④ 实：结果实，指受孕怀胎。
　　⑤ 识（zhì 志）：记。

先生之伯**双泉公**，年七十患疟，热多，恣饮冷汤不已，频饮冷水，变为寒症，身凉，脉迟沉，见鬼。延诸医，诸医咸缩手，或有下之者，而下后不解。先生曰：沉迟，寒积也，政①丹溪所谓有数下之者。更进小承气，下浮沫一二碗许，痢减病愈。后至八十四而终，尝云十四年皆侄再造也。

武塘铨部②**计明葵夫人**，昼夜不寝者八月，无医不延，往金坛就王宇泰治，亦不效。时四月，其外弟张翀玄偕先生往脉之，两关洪大，浮有余，沉不足，独左手尺脉微，右尺亦大。询之，善饭。先生曰：非胃不和卧不安症也。睹其所服药案，人人茯神、远志、枣仁、柏子，无一臻效。先生曰：此肾虚不能制心火，心肝两炽，补之反实。以肾气丸减泽泻、茯苓，加人参、五味，熬膏服之，渐得寝，徐遂安卧。

越十年余，**明葵女**，黄履中室③也，半产两度，天启丁卯④客建业⑤时也，因循至戊辰⑥春，眠食俱废，且苦痰，恍惚殊甚。诸医以其挟火挟痰且嗽，不敢用补。二

---

① 政：通"正"。《墨子·节葬下》孙诒让闲诂："政、正通。"
② 铨部：主管官吏选拔的部门，多指吏部。铨，选授官职。
③ 室：妻室。
④ 天启丁卯：明天启七年，即 1627 年。
⑤ 建业：南京。
⑥ 戊辰：明崇祯元年，即 1628 年。

月，明葵长子可权踵门请疗。先生脉之，寸关浮滑。先生曰：不但不食不寝，必多汗易惊，大补大敛方得。投以人参三钱，五味一钱，黄连、归、芍等剂。履中曰：五味、人参，无犯肺热之说乎？先生曰：诸医政碍此耳。久嗽用五味，久汗用独参，服之神必宁。药进，火退嗽减，痰渐降，进谷而卧。后以大料熬膏，入龙齿、归、苄①、酒红花，更以河车膏峻补。用河车者，因其病源从胎堕起也。

先生仲子宝臣，十二岁时中秋饱食，当风卧，初腹肿痛，以胃风汤二三剂治之，稍愈。四五日腹大痛，坚如石，筋青似鼓状。治痰治积，治血治鼓，俱不效。鸠尾②上下横立一块，斜连侵腹，约尺二三寸许。先生曰：奇疾余颇能疗，何当局而迷耶？约半年余，不但食减，食至前大痛而吐矣。先生曰：嘻！向余亦错认耶？鼓掌，恍然悟，集杀虫药三十味，以轻粉制过，杂以大黄，夜投鱼汁诱之，进药五钱，五更泻至明，约虫斗余。至午后霍然言笑，而大蛔徐出，长二尺余，大几如笔杆。先生曰：此恶孽不出，吾子死其吻矣。数年后，稳婆相氏三月不能饭，进则呕，脉之无病，先生亦以虫疗而瘳③。

---

① 苄（hù 户）：地黄。
② 鸠尾：胸骨剑突下部位，亦为穴名。
③ 瘳（chōu 抽）：病愈。

戴不疑妾，妊八月，胃腹大痛，医进安胎药。先生脉之，非胎动，问曰：吐酸乎？曰：然。先生曰：胎痛八日，堕矣，非也。化䘌汤①减槟榔，二剂立已。

今之俗工徒知小儿虫积，而男妇皆有虫症，茫然也。如今之壮且老者患**时行疹子**，亦皆茫然。症似伤寒而脉非，大喘大嗽大胀，骨节皮毛皆疼，亦易识也。何愦愦者接武②？先生近疗乔守泉长子、邹凤岗女婿、南宫羽流③任生、俞绮生诸辈，不可殚述。而姚君复母夫人，年八十有二发疹，先生独识而疗之，尤可异也。东关沈尔玉亦疹，而俗工某谬为伤寒不能瘳，先生二剂即安。

郁黄僧，乙丑秋初患疟，寒热有时。俗工治之及二旬矣，治虚治痰，参术杂投，躁扰日甚，诸医坚认为虚妄也。至八月望始延先生，脉得沉涩，按之中坚，便通似下坠而溺短涩。先生曰：噫！此血疟也，向补非矣，投桃仁承气加柴胡、当归，便见衃血④矣。诸俗工不信，更进参术一剂，不识人，妄言妄见，技穷罔措。有家有者⑤，先

---

① 化䘌（tè 特）汤：未见。《景岳全书》卷六十二有化䘌丸，无槟榔，疑非一方。䘌，因蛊虫而致的病害。《国语·晋语八》："故食谷者，昼选男德以象谷明，宵静女德以伏蛊䘌。"

② 接武：接踵不断。武，半步，亦指脚步。

③ 羽流：道士，也作"羽客"。

④ 衃（pēi 呸）血：紫黑色的瘀血。

⑤ 有家有者：疑为"有家人告"。

生大笑，投以桃仁承气，玄明粉五钱，滑石五钱，辰砂三钱，下瘀血，十余日安。

邹鸣庭，疟，五日后大发狂。骂詈[1]搏击，奔入祥符寺，裸形飞趋，其弟掖之至，大噬人。诸医为痰为虚，治罔验。先生望其色，黑且滞，曰：此忧恚血瘀，血蓄发狂也。生大黄、桃仁、赤芍、枳实，两大剂，下黑血几及半桶，即熟睡而苏。两生症相类，而不知黄僧为如狂喜忘，鸣庭为发狂，颇有差。黄僧病久，鸣庭病暂，治亦异也。

曹棠溪妇，六月脉沉迟，烦而渴，自言身大热，须冷水。先生曰：此阴独治也，无阳气以和其阴故尔。饮冷必厥逆，且自利。用当归、桂、附，佐以升麻，利止，病亦已。

绍兴吕氏妇，胃脘痛四日矣。先生诊之，身凉脉脱足冷，亦须冷水。先生曰：曾饮否？傍[2]曰：昨问医某，云可，略饮半碗许。先生曰：呕黑水，胃先败，脾之数五，足冷无脉，五日死。诘旦[3]毙矣，与曹症相似而不同。

① 詈（lì厉）：骂。
② 傍：同"旁"。《广韵·唐韵》："傍，亦作'旁'。"
③ 诘旦：清晨。

姚静而，六七岁患痘，濒死矣。乃翁君复延先生视，一见云：非大补不能生，儿虽幼，用独参汤一两，略佐附子。遂有生。

　　大凡双躯者，脉与寻常怀妊者不同。崇祯戊辰，**屠韵玉室**妊三月，后屡延先生诊。先生云：令弟必得男。君家夫人，或左手盛，或右手盛，难决。娩时一男先堕，间一昼夜而一女堕。稳婆薛云：第二不动一日夜，必毙于腹矣。先生细诊之，脉洪滑有神，必生，果生一女。屠氏以为奇验。是岁八月，**葛伯明之室**七月堕胎，逾一月，至九月二十八日又堕一女。双躯者必同脬，故同时产者十之九。屠与葛变常至此。或问先生曰：此何故？先生曰：两家之双各胞，故迟速如此。不然，胞破而儿何能安处腹中乎？是年，朱君平之室亦双驱，其脉双弦，政合其症，此易决也。

　　沈仲阎，患疟，间两日一发，发必黄昏，至鸡鸣而已，几一年所。浼①张翀玄邀先生，先生诊之，曰：两尺微紧，两关不弦，此肾虚也。用桂附十余剂，以竹量肾俞，艾灼数壮而愈。

---

　　①　浼（měi美）：恳托。

　　朱子莅，年十六，发热无汗，肌肉日削，诸医以为童子痨也。时文恪公造请①，曰：昔六郎病热，咸曰伤寒之阴阳交而不治，先生以瘅疟②疗之，二剂而瘳。此孙果童男痨瘵否？先生曰：年虽十六，其症毛焦色黄，小便浊，乃五疳也，芦荟、胡连，必用之药。疗月余而痊。复灸中脘、大杼、合谷，病霍然③。逾数年，虞乾颙给谏之从子④，年十五，发热，诸医亦谓伤寒余热。赖乾颙笃信先生，先生亦以疳积治而愈，但用药不同尔。

　　葛伯明因其室久病濒危，延先生疗，疗之有起色矣。伯明坐⑤劳顿，且挟痰热，发内伤元气之症，亦了了也，俗工每见身热，概为外感，妄表之，因而神出舍，狂言不瞑，烦且发躁，诸医错愕，碍其身热也。先生用安仁丸起剂，加人参六钱，得寐。先生戒其毋妄想妄动，未半月，值岁暮，事猬集⑥，应酬稍烦，发如前，而神理起居异昔日，加目瞪口呆，面青不语，手微厥。先生亦攒眉，诊之，幸无怪脉，如前治法，大剂参芪，用温药佐之。时方

---

①　造请：登门邀请。
②　瘅疟：但热不寒的疟疾。
③　霍然：疾病迅速消除。
④　从子：兄弟之子。
⑤　坐：因为。
⑥　猬集：喻事务繁多。

极寒之令，值极虚之症，经云补可以去脱①，伯明两死而复苏，得大补之力也。

新安程君鉴，患血痢，时盛暑，从钱塘趋舟来，夜卧船篷上，自疑受露寒之气，好饮百沸汤②，用火炉烘其腹。南宫羽流某同俗工某先投以姜、桂，痛甚而利更频。先生诊之，曰：心脉独数，诸部皆虚，此伤暑脉虚也。暍病伏于肠胃，故火极似寒。扶程至井旁，汲新水与饮，程毛栗，不欲饮，强灌之，至二三碗即不畏寒。投以黄连三钱，生地、当归、滑石、黄芩等剂，二服，更以西瓜汁频饮之，翌日瘳。

平湖于圣初，为郡名士，援例入贡③，铨授四川县尉。失意中酒④，因而发黄，渐至中满，足腹咸肿。时在京，亲知无不危之，咨访诸友，欲归郡求医。毛修之、金伯坚皆云非先生不能疗，僦⑤曹仰溪园居，延先生。先生曰：此郁痰病也。素必善饮酒，酒性太热，湿痰积中宫，不嗜食，心怏怏不乐，遗热于小肠，溺不利而肿。以风化硝、

---

① 补可以去脱：《证类本草》卷一："补可去弱，即人参、羊肉之属是也……涩可去脱，即牡蛎、龙骨之属是也。"

② 百沸汤：久沸的水。

③ 贡：贡生。明清时地方选送到国子监读书的生员，其优异者经考试可酌授官职。

④ 中酒：病酒。

⑤ 僦：租赁。

茵陈、黄连、神曲、姜朴十余剂投之，黄退食进。不用山栀者，恐寒胃，寒与湿同类也。

项鉴台，多啖新姜，喉痛甚。医投凉药，愈痛。先生思之，以生半夏投钱许，立止。医者意也，半夏制姜，姜制半夏，一转移耳。后数年己巳①，先生遇鉴台于途，一见大愕。归语仲氏凤仪曰：明岁弟与鉴台不复作主宾矣。时凤仪馆②于项也，后果验。

岳中丞石梁③，邀先生诊，其季④石钟以为病未进，欲先生商酌方药。前五六日有俗工妄投凉剂，初不云其剧也。先生诊已，索楮笔题云：脉脱尽，兼以汗喘虚妄，面颊微红，此孤阳独浮于面，过午必发厥死。石钟方骇愕，舆⑤长公⑥石帆先生至，强先生疗之，虽用参、附等药，必不济，未申⑦果死。

徐夫人，居丧病疟，时酷暑烦躁，先生以芩、连、知

---

① 己巳：明崇祯二年，即1629年。
② 馆：（在别人家）作教书先生。
③ 岳中丞石梁：即岳石梁，明代嘉兴人，名和声，字石梁，官至蓟辽巡抚。中丞，官名，掌监察。
④ 季：兄弟排行最小者。
⑤ 舆（yú鱼）：轿子，此指用轿子抬。
⑥ 长公：长兄。
⑦ 申：申时，下午三时至五时。

母为君。其戚戴玉衡辈咸云：此方如黄连，内嫂必不用。果如其言。先生即归，曰：彼云知药性，妄也。医者未尝识本草，况女子乎？徐不能强，服连，烦躁安，疟渐愈。徐夫人素羸瘦，兼有血症，禁方及阴阳家书未尝去诸左右。先生处方治之，血不发。由是非先生之方不敢服，即有微疾，不敢延他医，他医之药，必驳论得失而不用也。

沈司马继山，左足三里穴患疗，少年多游平康①，浴而痒作，令人搔之，脓而成坑，自疑为结毒块穿也。延一僧治之，用药纸贴两月余，愈剧。先生视之，曰：疗也。以九宫法②占之，七十岁穴在三里，见脓血者犯尻神③，必不起。医某曰：余方脉④，非疡医也。先生曰：癣疥之疾，亦气血乖和，皆医者事，可他委乎？竟毒上攻，其股如墨而毙。

赵当世主政⑤，风府患痛，俗云对口疮也，一医用刀乘硬开之。来问先生，先生曰：杀之矣，何须问？七日殒。

---

① 平康：唐代长安有平康坊，为妓女聚居处，后以称妓女之所居。
② 九宫法：一种卜术，将天宫以井字划分乾宫、坎宫、艮宫、震宫、中宫、巽宫、离宫、坤宫、兑宫九宫，结合占星以预测吉凶否泰。
③ 尻神：古时九宫八卦人神所在，以避忌刺灸。
④ 方脉：指大方脉，即内科医生。
⑤ 主政：古时对中央六部主事之称。

项秦望，年三十二，毒发耳后，先生亦以九宫法计之，克期而死。

姚养吾，司空罗浮公弟也，背痈，不食神昏，平日大啖者。先生对疡医云：色黯，七恶①现三，必不能疗也。果毙于痈。

朱擎宇，濮镇②人，为府掾③，考满居京师，同室居者患疔死，彼危而亟归。背疽，草泽人④以生地骨皮使服之，且数斗矣，不食，不掀⑤肿。先生频投之以人参、桂附，能食，脓大溃，得痊，盖地骨皮寒甚也。

仲小溪，人肥多痰，患背痈，里中马某治半月，始延先生，且语曰：素闻公言背痈不可全任外科，故敢相邀。先生因问曰：痛否？曰：不大痛。视其疮塌脓清，对马曰：向何不温补？服凉剂大过，痒即至矣，早决之。日铺⑥自用手反刳其败肉盘许而卒。

---

① 七恶：疮疡病中的七种不良病候。
② 濮镇：地名，桐乡市东部略偏北。
③ 掾：官府属吏。
④ 草泽人：草泽医。
⑤ 掀：当作"焮"。
⑥ 日铺（bū 逋）：指申时。古时日交申时（下午三时至五时）而食，因称。铺，夕食。《说文解字·食部》："铺，日加申时食也。"

刘方瀛，患背疽，尺有奇，蝌蚪黑而坚，此初时亦服黄连三四剂矣。先生曰：非日服参、附一两，难脓难收敛。武林①医某必不用，问疾者皆左袒②之。先生归，某举北星关姚某来，灸数十处，不知痛，后不食死。

桐乡**许凤楼**，与人讦讼③，在郡城发寒热，足大痛，右热于周身。使仆人湿纸试之，委中先干，决其痛发必死。逾三月，沈绍山在桐，视其痈，不能施治而殒。

邹六官，大渴，左环跳连腰痛。先生诊之，云：附骨疽也。不之信，半年后痈发腐骨而毙。

项虞中母，素有血瘕，忽左胁连脐大痛。时疡医某擅作痞治，痛甚。先生诊其脉，大小肠芤，患在左，小肠痈也。过三日再诊之，脉数，决其有脓，将溃矣。大与排脓之剂，下脓血数日。后以太乙膏丸二三两吞之，渐愈。

先生从子君采，乳少伤食，痘至五朝，色黯，胸中痛极，不能按。举家惊恐，而诸医泄泄④，仍以蝉蜕等药发之。先生曰：痘亦有汗吐下三法，此儿食伤重矣。因以承

---

① 武林：杭州的旧称。
② 左袒：倾向于某一方。
③ 讦（jié 洁）讼：打官司。
④ 泄泄：懈怠貌，谓不以为意。

气汤下之，宿垢中尚有宿食未化，手足阳明通利，痘遂大发，于是举家方庆再生。

黄淳之室，庚午①秋娩，身后腰胯痛，痛久脊膂②突出一骨，一二寸许，腹下季胁发一肿如拳大，每抽掣一痛，遍身如刀剐，不能行，不能转侧，每欲舒展，则妇女七八人舁③之，三吴医者莫不就诊，无效。辛未④秋，延先生诊其脉，无他，兼以饮食不废。先生曰：奇经八脉俱受病矣，幸十二正经无恙，中气不虚，可疗。淳之问其故，先生曰：脊梁突，督脉也；季胁痛肿，腹与胃痛，冲任也；两足筋急不能屈伸，阳跷、阴跷也；腰以下冷溶溶如坐水中，带之为病也。初进二仙膏二三两，煎剂以骨碎补、续断为君，佐以温经大养气血之剂，四服痛即缓。继以鹿茸、河车、自然铜、骨碎补等剂为丸，服一半即能下床行动，疗此症不过两月，亦神效矣。愈而妊，更属意外。其季胁近胯之瘤为庸工决破而死，惜哉！

项仲展孺人⑤，冲任受病，每小腹下痛，上升至心坎

---

① 庚午：明崇祯三年，即 1630 年。

② 脊膂：脊椎骨。

③ 舁（yú 于）：抬。

④ 辛未：明崇祯四年，即 1631 年。

⑤ 孺人：古时称大夫的妻子，明清时为七品官的母亲或妻子的封号。也用对妇人的尊称。

则手发厥，不能言，不省人事，昼夜痛不绝。庸工以为痰，服竹沥，寒更甚，痛欲绝。先生诊曰：此疝瘕也。女子七疝，医者不谈，以为闻所未闻。先生用桂、附、高良姜、秦椒为引，痛渐止，又附子温中，数服安。仲展语先生之从子曰：非令伯，则余妇亦金双南长君之续矣。金以三阴症，庸工投黄连、竹茹，半日立死故也。明年壬申^①七月，其症复发而身热。先生因卧病不出，延诸医治之，俱温补而芪、术、人参大投，热愈炽。急延先生，先生舆疾往诊，其右寸七至，右关滑实，先生笑曰：再用补法，必发狂躁。用祛痰降火药，倍竹沥，既用玄明粉，便而身凉。呜呼！实实虚虚，医杀之也，政此之谓乎？

平湖杨剡生，痎疟，医者进香薷饮三十余剂，他如小柴胡之类不可胜数矣。邀先生，值暮秋时，尚有余热，患者重衾蒙头，畏风寒，其脉虚微，不弦不数。先生曰：伤暑脉虚，伏热在内，火极似寒，非真寒也。减衣被，撤^②其帷，黄连解毒汤数剂，进粥得汗而身凉。此症坏于香薷饮。香薷饮，医者以为妙药，杀人多矣，先生别有论。

平湖郭尧夫，直指^③郭丹葵子也，患关格五十余日矣，

---

① 壬申：明崇祯五年，即1632年。
② 撤：原作"辄"，据文义改。
③ 直指：直指使，朝廷指派负责某事务的官员。

行坐俱废，四人举大被如网鱼者，舁而登舟，赁房求医。先生诊，其脉微甚，一线不绝耳。用十全大补汤倍参、芪，下卧二人作褥，雇二媪供以人乳，食渐进，二便续通，二十八日霍然而归。盖关格死者十之九，疗法亦奇绝也。

海盐钟贞侯，呕血发热，适督学岁试，心甚惶惑。先生戒其勿食药，独啜童便一二碗，研辰砂服之。试日血不发，养病景德禅寺，昕夕①治之，瘳。近岁除归家，诸事骈集②，且不戒色，草青而死。

贞侯之父子向，右喉患一核，近会咽，口痛且燥，日服橄榄，稍安，后不能进勺水而殂。子向方正，偏好外③，人皆云圊童④广疮毒，先生曰：非，乃金石毒也。

徐司马玄仗，七十余矣，患潮热，不食不眠。秋时虞乾飔来求先生医，脉之，右手关前实。先生曰：胸尚有垢，纯补非也，但病久，补而兼攻，用参不用术，养血润肠。投一剂，下宿垢如拳者二三枚。诘旦，其子中明大喜，先生曰：以后当节食。聚讼者多，邀先生，不往。苕

① 昕夕：朝暮。
② 骈（pián 骈）集：凑集。
③ 外：指男宠。
④ 圊（qīng 轻）童：即娈童，古时供男子狎玩的美少年。

溪一医来治，两月而殂。

岳司马石帆，患火症阴虚，发必午后，黄昏剧。茗溪医某与诸医以为久疟，发散太过，加自汗热发，或以铜镜自挹，欲引冷。先生脉之如丝，曰：血虚甚，气将焉附？五味子三钱，加以人参，贝母、门冬清久郁之痰，当归、黄芪、牡蛎涩以治脱，安卧汗止。但石帆好色，肾虚骨痿，不能行，日跌坐。疗三年后，惜不守禁忌，纵欲而毙，视玄仗又长生矣。

一友人爱妾，临产，儿首出门仅颅之半，坐蓐两日余，危殆几死矣。望、问、切，孕妇俱不听，不欲服药，待毙。先生呼稳婆金询其状，金以十指示先生曰：自十九岁行此业，不意今日指皆坏。先生曰：交骨不开耶？金曰：铁铸同坚，无从运一指。先生用佛手散，方沉思，忽大鼓掌，云：觅威灵仙一味，大料加之。友人问其故，先生笑曰：非尔所知也。服两剂而胎下。产症催生，千古无此法，先生独创之。异日宝臣问此何义，先生语之曰软骨，且曰：余疗危笃，常出奇，得意独此着。

半产胎堕，切须问胞衣。**陈甲妻胎堕**，七八日后大痛不已，以前不服药，不用稳婆，忽堕一胞，痛减。吕若我仆妇堕水，胎死，日久而产，稳婆因其腐烂，零星取出。

先生因问胞衣取出否，稳婆缪云净矣，痛日甚。此妇素贪饕①，诸医以为停积胸中而痛，作食作血疗之，毫不减。月余左胁近腰肾处穿一窍，胞方堕，腐秽极矣，朝下胞而妇夕毙。

项仲展孺人，亦半产，产后怡然，无大疾痛，八九日后腰腹忽大痛，如欲产状。先生云：怀妊方三月，不经稳婆，胞衣或未净乎？以佛手散二剂投之，果堕一胞而安。如不经识，胞不下，亦杀人也。按佛手散，古归芎耳，先生加入桃仁、乌药、红花、益母草、石菖蒲。妙在菖蒲，此先生独见也，痛甚服之，应手而下。抱龙丸，人皆用以治惊坠痰祛风，而不知用以堕胎，先生屡用，神良。非其人，难以语此。

伞贾②罗季阳求诊，先生诊毕，问渠③有何患，答曰无所痛楚。先生曰：汝肯抵家将息否？首肯曰可，即括囊托其同伙，亟归余姚，一日而首丘④。先生怪其脉无根，罗亦笃信。

---

① 贪饕：贪吃，嘴馋。
② 贾（gǔ 古）：商人。
③ 渠：他。
④ 首丘：归葬故乡，此谓死亡。《礼记·檀弓上》："古之人有言曰：狐死正丘首，仁也。"

徐太乙女，年十六，许字①若溪闵。闵巨族，而太乙日窘，女忧虑，不食不寝，长卧目不瞑。太乙往郡城售丝，未归，女卧床上，自言曰：若许丝止价四钱八分，不满五数。侍者询其何以知之，答曰：余方随父入市也。太乙归，先生先问其丝价，太乙言其数，果符。先生首肯云：此离魂病也。先贤以人参、黄连治此症，先生加以龙齿安魂等药，平复，于归②后依然生育，无他恙。

　　朱五一妇张氏，虚脱后亦患离魂，自言我日坐梁上，见金公来处方施治。自知不卧床上也。先生曰：魂气归于天，故升高也。先生之姻家施惠仓病，及愈，对先生云：每日与亲翁同诊，卧床者另一惠仓也。此皆离魂病，非先生莫能辨。

　　海宁**陈无为次子**，患险痘三朝。先生视之，断曰：此痘凉药升发，起胀后温药唤脓，热药收靥。诸医闻之骇愕。先生曰：毒盛枭红，非清凉，腠理火炽不能出，火退则寒起，温以串浆，气血化而成脓，恐不接续。四物、四君子草木之气，不能峻补。大剂班龙膏③、参、

---

① 许字：许嫁。
② 于归：女子出嫁。《诗经·周南·桃夭》："桃之夭夭，灼灼其华。之子于归，宜其室家。"
③ 班龙膏：斑龙膏。斑龙，指麋鹿。班，通"（辩）斑"。《说文解字注·文部》："斑者，'辩'之俗……又或假'班'为之。"

芪、何首乌治之，频死者数四，患痘毒五而苏。海昌以为奇闻。

痘无正浆，必藉臭腐，或发痘毒数处，常转危为安。独**吴某之子**某，方五岁，痘如麸而白，遍体无缝。先生视之，无疗法。恃饮食大啖，先生曰：此或冀其万一，然不可必其无虞。进震蛰丹一服，稍红片时，寻又白矣。后听其食而不药八九日，自以手周身揩摩，揩皮之里皆红色新肉，自愈。先生每曰：余视痘五十余年，仅一见此。

薛贞宇，冬月寓杭，春半而归，天寒肾王①，患奔豚，医两月不识人，清食日减。薛，石婿也，石氏闻其将亡，欲集赙②絮来。先生笑曰：此症鸣而上③，少顷鸣而下否？薛曰：然。先生曰：二剂愈。薛笑曰：君神仙耶？先生投以五苓去术，加桂，果愈。长浜徐某亦患此，草医以凉药杂投而殂。

盛鼎卿室人，患热厥，庸工以手足寒，误投热药，非一二剂矣，甚至桂、附皆数剂，病者口糜喉痛，齿颚俱腐，遍体印疮，粥饮难进，不食不寐几月余。先生不远行

---

① 王：通"旺"。
② 赙（fù 负）：送给丧家的布帛钱财等。
③ 鸣而上：与下"鸣而下"皆出宋代朱熹《诗集传》卷二对《诗经·邶风·燕燕》的注解，此处用"上""下"表示悲喜变化。

者久矣，因谭元孩、朱子庄踵门屡恳，破例一往，投以犀角地黄、竹叶石膏二汤并进，两剂即安寝。以吹药疗其喉，遂啜粥，渐愈。

靛客李毓奇，福建福清人也，患晚发病，头痛似温疟而寔①非，是人多内两尺大动。以知母、黄柏疗之，热退。但久不寐，生地频投，不效，以黄连鸡子汤，一剂即睡。东汉张仲景立此方，历唐宋千百年，无人敢用此法，对病即瘳。他医必以时疫汗吐下治之，死不旋踵矣，此辛巳夏初也。数年前**曹麟生**症与李相似，其伯太玄先与人参白虎汤二剂。先生曰：此失投鸡子汤，更犯非白虎症，误服者死。又犯秋戒白虎，不十日而殂。

平湖杨飞棘，病痫，己卯②乡荐后大发，发必震怒，多言烦乱。当湖之医痰治，牛黄、琥珀之类久而且多矣。将计偕就先生治，先生曰：此心肝二经病也，得之妄想过思。杨曰：实从闭关起。先生曰：子能令母实，故肝火亦炽也。以黄连为君，实泻其子。守先生方，遂霍然不复发。

---

① 寔（shí 食）：通"实"。《说文通训定声·屯部》："寔，段借为'实'。"

② 己卯：明崇祯十二年，1639 年。

项楚东别驾①，庚辰夏病热昏愦，庸工以为伤寒症也，不知其下何药，但戒其家勿饮食七八日矣。其子不淄眉雪急甚，浼朱子药力恳先生诊之。曰：此暑病也。见其姬妾多，谬以为房劳，又不敢以滋阴进，鄙哉庸工！先生先令啖西瓜甚多，病者曰：目大明，胸大爽矣。黄连、生地清暑益气，大剂投之而愈。

真如葆辉，庚辰夏月身热中清，杭僧用小柴胡数日，遂虚妄郑声，发躁不眠，眼赤足冷。时休宁江皓臣②以镌玉章授葆辉，下榻其寮③，甚危之。日晡入城延先生，舆至真如，暮矣。诊之，脉已脱，先生曰：此阴症似阳也。急投四逆汤加人参三钱，脉渐复，手足乃温，治五六日而霍然。葆辉之再生，虽先生功哉，亦皓臣力也。

朱第五，辛巳患热症，时瘟疫满城，俗工以表法下法杂进，热逾④进，腹逾果，人皆以为内伤食太重，又欲以硝黄治。先生诊，其右手数而空，以三黄汤加以滑石两许，即瘳。先生对宋楚珩云：如投承气即谬矣。宋亦首肯。

---

① 别驾：官职名，府尹的佐吏。
② 江皓臣：字濯之，号汉臣，歙县（今属安徽）人，明末清初篆刻家。
③ 寮：小屋。
④ 逾：更加。清代刘淇《助字辨略》卷一："逾，弥也，愈也。"

高季仙，患血疟，诸工不解其蓄血也，入门投白虎汤，谬甚矣。柴胡、枳实之类杂进，直至便血，众方治积。积未已，恐其虚，又饮参。时七月酷暑，屋隘如焚，季仙坐一杌①，身如磨旋，手振舌卷，持捉不定，一昼夜矣。先生令迁以稍凉之室，以冷汤调滑石一两，辰砂五钱，从午服至四鼓，即睡，至明而苏，视明听聪，自亦云复生矣。自是蓄血未尽，疟未止，久病素羸，气血不能接续而亡，惜哉！

晋江杨约菴，庚辰甲榜②，除③重庆大足令，舟行病热，扶寓天宁。庸工某以时行疫症治之，愈热，水谷不进，大满。殊不知脉无外邪，沉而微结，此郁症也。贝母为君，佐以香附、当归、黄柏、上甲，热渐退，思食，感谢而去。

朱子茪，谷道右边发四疮，先痒后痛而溃，阴囊之后复添一疮。庸工酒醉，乘硬缪刺之，共六穴矣，每穴泛出脂肉约二三分厚，脓血旦昔④不止，两浙疡科咸治遍。先生一见，即曰：此疮余不经识，有识此者，愿师事之。仰卧两年，居杭数月，无一效，肉削贴骨。辛巳夏月，尻尾

----

① 杌：小凳。
② 甲榜：由举人考中进士。
③ 除：任命官职。
④ 旦昔：旦夕。

出虫碗许，食渐减，八月终旬，先生诊之，云：不三日矣。遂舁归，得首丘。

姚子家子，衄血齿血，倾泻不止，面目肿胀，几危。诸医杂投以调血药，更剧。先生以桃仁承气下之，一剂愈。此因饮食过饱呕血，呕不畅而肿胀俱作也。

徽州程仁甫妇，患蛔厥，厥而发热，大痛大吐，水饮不入，药亦不受。一医大言能疗，至一日投七剂，病者云：再一服速我死矣。其兄升甫延先生治，先生曰：一剂可瘳矣。化䘌汤加雷丸、川楝、乌梅，立止。蛔症如戴不疑妾、周振伯妇，治之不可胜纪。俗工不知蛔症，何医道之寥寥①哉？

朱子荃，潮热，每暮发必先寒栗。诸医以为疟也，数投柴胡诸药，无验。先生诊已，曰：此心火也，宜进黄连。一友力止之曰：症明似疟，服连必剧矣。子荃不之惑，二剂而瘳。诸经皆可发热，而心为甚。世人不解，遇热即以为外感而发之，此俗工之所以杀人无算也。呜呼！医道难已，岂可与至愚至贱之人言哉？

---

① 寥寥：孤单寂寞貌。

校注后记

《冰壑老人医案》，又名《金少游先生医案》，明代吴天泰、朱茂晖、薛行等辑录而成，记录明末浙江嘉兴名医金九渊先生医案共七十余则，内容涉及浙江、江苏和安徽等地域的病患资料。

一、成书及刊行

《冰壑老人医案》书前有序三篇：吴天泰序、金丽兼序及姚深序。吴天泰序中云："吾邑金少游先生，年八十，神明如少壮时……时先生尚晏然无恙也。十月十一日，忽无疾逝，余客还哭之，会刻已竣……是岁为崇祯辛巳蜡日。"根据此序可大致确定该书的成书及刊行年代大致为明思宗崇祯十四年，即公元 1641 年。

二、医家小考

吴天泰序中云："诸通家后学，拟刻其十之一以行。"正文开篇又云："先生揆阴阳以决嫌疑，不待切脉望色，而听声写形，即知病之所在，以故所诊，期决生死，多奇验。至其权度精要，随时为变，更能发书所未发，不出千里，濒危而使之起者万数，不可具悉而述也。即先生亦颇忘之，不能尽忆。时于燕闲之倾，偶道一二，并得之知交者，识如下。"可知本书案主为金九渊先生。又据姚深序中"秀水丈夫金某尔",据此可推断金九渊系浙江嘉兴秀水人。再根据前述吴天泰序中所言,金九渊是在年八十时忽无疾而终,当时会刻已竣,时为崇祯辛巳年(1641),根据此可以推算出其生卒年大致为1562—1641年。根据原书的三个序言,大致可窥及金九渊先生的人生阅历。金老先生"二十岁为诸生,誉重乡党间,性喜侠鄙儒","慷慨雄论,无问朝家典章,郡县故实,人物高下,艺事好丑,人人虚往实归",但数试不第。三十余岁时,因挺身就狱"无意而成名"。此后匿迹于医,临证五十年,"刀圭神效,活人不可胜数"。

关于本书辑录者中吴天泰、薛行等人翻阅资料后未查及。另一辑录者朱茂晖,据清代沈德潜《明诗别裁集》记载,其字自若,浙江嘉兴秀水人,以祖荫授中书舍人,其祖父,系万历名臣朱国祚,嗣子朱彝尊,乃清初大儒,朱茂晖并有《哭谭礼部元孩》诗一首。

三、版本及馆藏

《冰蘗老人医案》属医案类,为孤本,今仅存明崇祯刻本一部,藏于上海市中华医学会上海分会图书馆。所藏书为雕本刻印而成,装帧为线装,四周单栏,每半页七行,每行十六至十八字,唯金丽兼序每半页六行,每行十五字,字体楷书。前有吴天泰序、金丽兼序及姚深序,此后为正文。载案七十余则,均无题目,且编排无科别之序。

四、内容与特色

《冰壑老人医案》一书文笔流畅，叙事简捷、风格平实，内容涉及内科、外科、妇科、产科、儿科、痘疹等，对我们学习古代医家经验和了解明代医学的临床实践都有非常重要的意义。

文中涉及病案较多，诊治奇效，临证注重脉诊。如石楚湘内人案中，"石苦善堕胎，每三月必坠，适其期矣，医某以大剂参术投之，战甚"。而金先生查看患者，"脉之，大而长，滑且弦"，故认定"此阳明实热，大喘大汗，焉用补为"，并"投以石膏一两，佐以黄芩、知母、竹叶，汗喘立已，越明日，疟遂止"。另屠庚胐妾案中，其值长夏时"夜半腹痛，大吐泻，一医以冒暑治，投以盐水丝瓜汁，濒危，傍晚延先生，脉之已脱，手足寒将过节，先生用当归四逆汤，复进生附子七钱，足温，脉起，痛渐已而苏"。

治疗过程中，先生常常"因病发剂""随时为变"。如先生治疗一案，该妇人临产之时："儿首出门，仅颅之半，坐蓐两日余，危殆几死矣。望问切，孕妇俱不听，不欲服药，待毙。先生呼稳婆金询其状，金以十指示先生曰：'自十九岁行此业，不意今日指皆坏。'先生曰：'交骨不开耶？'金曰：'铁铸同坚，无从运一指。'先生用佛手散，方沉思，忽大鼓掌，云：'觅威灵仙一味，大料加之。'"服两剂而胎下。他人问之，先生曰："软骨。"故书中有

"产症催生，千古无此法，先生独创之"之感慨。

最后，在预后判断中，金先生亦料断如神。如伞贾罗季阳案、姚养吾案、项望年案等等。

总 书 目

医 经

内经博议

内经精要

医经津渡

灵枢提要

素问提要

素灵微蕴

难经直解

内经评文灵枢

内经评文素问

内经素问校证

灵素节要浅注

素问灵枢类纂约注

清儒《内经》校记五种

勿听子俗解八十一难经

黄帝内经素问详注直讲全集

基础理论

运气商

运气易览

医学寻源

医学阶梯

医学辨正

病机纂要

脏腑性鉴

校注病机赋

内经运气病释

松菊堂医学溯源

脏腑证治图说人镜经

脏腑图书症治要言合璧

伤寒金匮

伤寒大白

伤寒分经

伤寒正宗

伤寒寻源

伤寒折衷

伤寒经注

伤寒指归

伤寒指掌

伤寒选录

伤寒绪论

伤寒源流

伤寒撮要

伤寒缵论

医宗承启

伤寒正医录

伤寒全生集

伤寒论证辨

伤寒论纲目

伤寒论直解

伤寒论类方

I

伤寒论特解

伤寒论集注（徐赤）

伤寒论集注（熊寿试）

伤寒微旨论

伤寒溯源集

伤寒启蒙集稿

伤寒尚论辨似

伤寒兼证析义

张卿子伤寒论

金匮要略正义

金匮要略直解

高注金匮要略

伤寒论大方图解

伤寒论辨证广注

伤寒活人指掌图

张仲景金匮要略

伤寒六书纂要辨疑

伤寒六经辨证治法

伤寒类书活人总括

订正仲景伤寒论释义

张仲景伤寒原文点精

伤寒活人指掌补注辨疑

诊　　法

脉微

玉函经

外诊法

舌鉴辨正

医学辑要

脉义简摩

脉诀汇辨

脉经直指

脉理正义

脉理存真

脉理宗经

脉镜须知

察病指南

崔真人脉诀

四诊脉鉴大全

删注脉诀规正

图注脉诀辨真

脉诀刊误集解

重订诊家直诀

人元脉影归指图说

脉诀指掌病式图说

脉学注释汇参证治

针灸推拿

针灸全生

针灸逢源

备急灸法

神灸经纶

推拿广意

传悟灵济录

小儿推拿秘诀

太乙神针心法

针灸素难要旨

杨敬斋针灸全书